DE

L'HYDROPISIE

ET DE SON TRAITEMENT,

PAR

L. TANQUEREL DES PLANCHES,

DOCTEUR DE LA FACULTÉ DE MÉDECINE DE PARIS.

PARIS,

IMPRIMERIE ADMINISTRATIVE DE PAUL DUPONT,

Rue de Grenelle-Saint-Honoré, 55.

1844.

DE

L'HYDROPISIE

ET DE SON TRAITEMENT,

PAR

L. TANQUEREL DES PLANCHES,

DOCTEUR DE LA FACULTÉ DE MÉDECINE DE PARIS.

PARIS,

IMPRIMERIE ADMINISTRATIVE DE PAUL DUPONT,

Rue de Grenelle-Saint-Honoré, 55.

1844.

OUVRAGES DU MÊME AUTEUR.

1° RECHERCHES SUR LES CONGESTIONS SANGUINES ET LES INFLAMMATIONS, par L. TANQUEREL DES PLANCHES, Docteur en médecine. In-8°, Paris, 1838.

Couronné par la Société de Médecine de Munich.

Prix : 2 francs. Chez J.-B. BAILLIÈRE, rue de l'École-de-Médecine, 17.

2° TRAITÉ DES MALADIES SATURNINES, etc., avec figures explicatives, par L. TANQUEREL DES PLANCHES, Docteur en médecine. Paris, 1839.

Ouvrage couronné par l'Institut de France (Académie des Sciences).

2 vol. in-8°, prix : 15 fr. Chez FERRA, libraire-éditeur, rue des Grands-Augustins, 16.

Le même ouvrage, traduit en allemand par MM. FRANKENBERG et NARR, se trouve à la librairie scientifique étrangère de FRIEDRICH KLINCKSIECK, rue de Lille, 11.

DE LA VALEUR DE L'HYDROPISIE DANS LES MALADIES ; DES INDICATIONS THÉRAPEUTIQUES AUXQUELLES ELLE DONNE LIEU.

Définitions.

L'hydropisie consiste en un épanchement de sérosité dans la cavité des membranes séreuses, synoviales, ou dans les vacuoles du tissu cellulaire.

Naguère on comprenait encore sous ce nom les épanchements d'un liquide séreux dans des cavités de nouvelle formation, telles que kystes, etc., ainsi que l'accumulation d'humeurs de diverse nature dans des réservoirs revêtus d'une membrane muqueuse, tels que l'estomac, l'utérus, le sinus maxillaire, etc. ; mais ces affections diffèrent essentiellement entre elles, et n'ont aucune analogie avec les hydropisies. Ces dernières, au contraire, quel que soit leur siége, ont une communauté de causes, de symptômes et de traitement, qui en font un groupe naturel de maladies, classé à part dans le cadre nosologique.

Nous réservons donc, d'après les auteurs les plus modernes, la dénomination d'*hydropisie* aux seuls épanchements de sérosité dans les mailles du tissu cellulaire et dans les cavités séreuses et synoviales.

L'hydropisie apparaît dans une infinité de circonstances : c'est ce qui avait fait dire à Arétée, ce grand et fidèle observateur de la nature, *hydrops enim morborum vitium est ;* mais elle est toujours le résultat de quelque désordre survenu dans les solides ou les fluides qui concourent, d'une manière plus ou moins directe, à l'accomplissement de la fonction sécrétoire des membranes séreuses, synoviales et du tissu cellulaire. L'hydropisie étant une altération de sécrétion, un symptôme, il s'ensuit que sa *valeur* dans les maladies n'est autre chose que sa signification séméiologique ; c'est donc un problème de diagnostic et de pronostic que nous avons à résoudre, une question de renseignements sur le présent et sur l'avenir des maladies que nous avons à étudier à l'aide d'un symptôme.

En thérapeutique, on entend par *indication* la démonstration fournie par une maladie, ou un symptôme de ce qu'il convient de faire pour améliorer l'état du malade. Cette définition indique suffisamment le sens qu'on doit attacher à ces expressions des *indications thérapeutiques auxquelles donne lieu l'hydropisie.*

Du reste, les termes de la question si vaste et si épineuse, que le sort nous a dévolue, annoncent qu'elle renferme deux parties distinctes : l'une qui a trait à la séméiologie, et l'autre à la thérapeutique ; c'est ce qui nous engage à les étudier séparément dans autant de chapitres distincts.

PREMIÈRE PARTIE.

De la valeur de l'hydropisie dans les maladies.

Un symptôme ne peut avoir une valeur séméiologique qu'autant que les maladies qui lui donnent naissance sont bien connues; car comment remonter à la connaissance de la lésion productrice d'un phénomène morbide si l'on ignore les états organo-pathologiques qui le produisent habituellement? La notion de la cause doit donc précéder celle de la valeur d'un symptôme.

Dans les temps antiques, et même à une époque peu éloignée de nous, on ne possédait que des données vagues, incomplètes sur les altérations des fluides et des solides qui occasionnent l'hydropisie; aussi ne cherchait-on point à étudier sa valeur.

Mais, de nos jours, des travaux d'une grande portée ont répandu une éclatante lumière sur l'étiologie de l'hydropisie. MM. Bouillaud, Bright, Rayer, Piorry, Andral et Gavarret nous ont appris que les épanchements de sérosité étaient la conséquence de lésions variables quant à leur siége et à leur nature, et que, dans chacune de ces maladies, ils offraient des traits plus ou moins caractéristiques. Dès lors on peut, ces maladies étant parfaitement connues, essayer de remonter à leur notion par la considération d'un de leurs symptômes, l'hydropisie. Un pareil travail, que je sache, n'a point encore été tenté; les éléments en sont épars çà et là dans les annales de la science; nous devons nous efforcer de les réunir en un faisceau commun.

Notre entreprise est l'opposé de celle des auteurs que nous venons de nommer : ils sont partis, dans leurs recherches, de la cause *maladie* pour descendre au symptôme *hydropisie;* pour nous, au contraire, nous partirons toujours du symptôme *hydropisie* pour remonter à la connaissance de la cause *maladie.*

Le siége, l'étendue, le degré, le mode de développement et de terminaison, la forme de l'hydropisie, la composition du liquide séreux, constituent autant de sources capitales où l'on doit puiser la valeur de ce symptôme dans les maladies. Ce n'est pas tout : les différents désordres qu'amène à sa suite l'épanchement de sérosité, et le mode d'action qu'exercent sur lui un certain nombre de médicaments, sont autant de circonstances qui doivent être prises en sérieuse considération quand il s'agit de déterminer la valeur de l'hydropisie dans les maladies. Lorsqu'à l'aide de ces seuls caractères de l'hydropisie on cherche à obtenir des notions exactes sur le siége, la nature, le degré, la marche, la durée et l'issue des maladies, on établit la *valeur absolue* de ce symptôme. Mais, dans un certain nombre de cas, la seule suffusion séreuse n'est plus suffisante pour nous éclairer sur le diagnostic et le pronostic; il faut alors s'adresser aux autres symptômes concomitants : par leur association à l'hydropisie, ils lui prêteront une *valeur relative*, souvent d'une importance majeure. Et qu'on ne croie pas que cette valeur relative de la collection de sérosité soit insignifiante; car, dans les cas où tous ces accidents réunis sont très-significatifs, retranchez l'hydropisie, et les autres symptômes ne seront plus suffisants pour dévoiler la maladie occasionnelle.

Du reste, il s'en faut beaucoup que l'hydropisie ait la même valeur dans toutes les maladies; quelquefois simple épiphénomène, ou symptôme accessoire et non nécessaire, elle est d'autres fois un véritable signe susceptible de nous éclairer tantôt sur le siége, la nature et l'issue des maladies, tantôt seulement sur l'une de ces circonstances.

D'après ce qui précède, il est évident que nous ne devons point étudier l'hydropisie dans sa généralité : ses causes, ses symptômes, sa marche, sa durée, ses terminaisons, ses caractères anatomiques, nous supposons tout cela connu; nous nous en servons comme moyens d'appréciation de sa valeur dans les maladies. Tout ce qui a trait à la séméiologie de l'hydropisie ne rentre même pas dans la partie de l'histoire du symptôme, dont nous avons à nous occuper : ainsi le phénomène *épanchement de sérosité* présente quelque ressemblance avec les épanchements d'air, de sang, de pus; ainsi les diverses formes de l'hydropisie offrent entre elles de nombreuses dissemblances; toutes ces notions séméiologiques nous sont acquises, nous nous en emparons.

En un mot, nous sommes dans la position où se trouve si fréquemment le médecin qui, appelé près d'un malade atteint d'hydropisie bien constatée, cherche à remonter par ce symptôme à la découverte de la maladie provocatrice, dont il désire connaître le siége, la nature et l'issue probable.

CHAPITRE PREMIER.

De la valeur de l'hydropisie générale.

L'hydropisie envahit bien rarement tout le tissu cellulaire des membres, du tronc, des viscères, ainsi que l'universalité des membranes séreuses et synoviales ; plus souvent la sérosité s'accumule à la fois seulement dans une certaine étendue du tissu cellulaire extérieur ou intérieur, ainsi que dans une ou plusieurs membranes séreuses. Cette coïncidence d'épanchements séreux dans les cavités splanchniques et dans les vacuoles celluleuses a fait donner à ces collections de sérosité, formées de toute part, le nom d'*hydropisie générale*, de *grande hydropisie*.

L'hydropisie générale fait nécessairement supposer une cause morbide, agissant sur l'économie tout entière; on la rencontre en effet dans le cas de maladie de l'organe central de la circulation, et dans les affections caractérisées par des altérations du sang.

§ I.—*L'hydropisie générale* se montre souvent dans l'ordre et sous la forme qui vont être indiqués, ce qui lui donne une valeur très-significative. L'épanchement séreux se manifeste d'abord autour des malléoles, puis il envahit peu à peu la totalité des membres inférieurs, le scrotum, le pénis, en s'étendant toujours de bas en haut; plus tard l'infiltration, mais à un degré moins considérable, gagne les extrémités supérieures, et surtout les mains, la face, ainsi que les parois thoraciques et abdominales; enfin l'ascite apparaît, et quelquefois même les plèvres et le péricarde se remplissent de sérosité. A l'autopsie on trouve le tissu cellulaire sous-séreux et sous-muqueux également infiltrés.

Ces congestions séreuses, qu'aucune médication ne peut arrêter ni dissiper complétement, sont sujettes à des alternatives d'augmentation et de diminution, et elles constituent à elles seules tous les désordres morbides des organes, où on les rencontre. Ainsi on n'observe ni rougeur, ni chaleur, ni tout autre signe de réaction locale; souvent même on constate une décoloration et un refroidissement notables. Elles coïncident le plus souvent avec un affaiblissement de l'économie, démontré par la pâleur générale, la perte des forces, et l'alanguissement de presque toutes les fonctions. C'est là une des formes de l'hydropisie *passive* des auteurs.

Chaque fois que l'on observe un pareil mode de développement de cette forme de l'hydropisie générale, on doit considérer comme probable l'existence d'une maladie du cœur; si en même temps on rencontre les autres signes d'une affection organique du cœur, tels que ceux fournis par l'état de la respiration, par le pouls, par la percussion, par l'auscultation, par l'inspection de la région précordiale, par l'application de la main sur cette partie, alors cette probabilité se change en certitude.

Des collections séreuses multiples, telles que l'anasarque, l'ascite, l'hydrothorax, l'hydropéricarde se montrant dans l'ordre et sous la forme que nous venons de signaler, après ou en même temps que de la dyspnée, donnent, suivant M. Andral, des probabilités très-grandes pour l'existence d'une maladie du cœur.

Cette hydropisie générale emprunte encore une signification très-marquée à l'injection de la face, à la coloration, livide, bleuâtre, à la teinte violacée générale de la peau; dans ces cas on peut presque affirmer que la cause générale des collections séreuses est un obstacle situé dans l'organe central de la circulation.

Mais pénétrons plus avant, et prouvons que cette hydropisie générale, *froide* des anciens auteurs, peut nous donner des notions encore plus précises sur le siége, l'âge des maladies, et qu'elle est susceptible de nous éclairer sur la nature des lésions, qui mettent obstacle au libre cours du sang à travers les orifices du cœur.

Lorsque cette hydropisie marche lentement, ce qui est le cas le plus commun, elle nous apprend que l'obstacle dépend d'une altération chronique, d'un anévrisme du cœur (hypertrophie avec ou sans dilatation), d'un rétrécissement de ses orifices, ou d'une insuffisance de ses valvules. Mais les travaux de M. Bouillaud (*Traité clinique des maladies du cœur*, etc.) ont fait voir que le plus souvent les dilatations du cœur avec ou sans hypertrophie de ses parois n'existent pas seules, qu'elles sont le plus habituellement la conséquence d'altérations des orifices et des valvules; il résulte donc de cette circonstance que les collections séreuses sont plutôt un signe des maladies de l'endocarde que du tissu charnu de l'organe central de la circulation. Les insuffisances des valvules sont bien moins souvent suivies d'hydropisies générales très-intenses que les rétrécissements de l'orifice artériel; donc ces grandes hydropisies chroniques, dont nous venons de rappeler le mode de développement, font soupçonner un rétrécissement des orifices du cœur, suite d'une maladie chronique.

La présence de ces grandes hydropisies, chez un malade atteint de bruit de souffle à la région précordiale, éloigne l'idée que ce soit à une chlorose, à une anémie, qu'il faille aller demander la raison du bruit morbide du cœur.

L'hydropisie générale, qui se déclare rapidement dans l'ordre susmentionné, ce qui est fort rare, durant le cours d'une maladie aiguë avec troubles fonctionnels du côté du cœur, porte à rechercher une endocardite ou une péricardite aiguës, que la percussion et l'auscultation feront diagnostiquer d'une manière certaine.

L'apparition de l'hydropisie annonce, en général, que l'affection cardiaque a déjà fourni une assez grande partie de sa carrière; car les rétrécissements et les insuffisances ne s'établissent pas d'emblée, dès le début d'une maladie aiguë ou chronique. M. Andral a remarqué que l'hydropisie, qui se montrait de bonne heure, était plutôt l'effet d'une affection du cœur droit, qu'elle pouvait longtemps précéder la dyspnée, être en un mot le premier phénomène morbide qui porte à soupçonner l'existence d'une maladie de l'organe central de la circulation, dont les autres symptômes, soit locaux, soit généraux, ne se montreront que plus tard (*Clin. méd*). L'hydropisie qui surgit, au contraire, plus ou moins longtemps après que tous les autres signes ont apparu, se lie de préférence à une maladie des cavités gauches. Les degrés ainsi que les alternatives d'augmentation et de diminution des épanchements séreux mesurent souvent d'une manière exacte le cours et les différentes phases de progrès en mieux ou en mal de la maladie du cœur. Le terme fatal de cette dernière est dévoilé par le plus haut degré de généralité et d'intensité auquel parviennent les collections séreuses.

§ II.—Il est une *altération du sang* que dénote encore l'hydropisie générale, mais alors les collections séreuses multiples affectent une forme, et ont un ordre de manifestation tout particulier, qu'on ne rencontre dans aucune autre condition pathologique.

L'hydropisie commence ordinairement par une infiltration du tissu cellulaire de la face, du tronc, des membres supérieurs, puis des inférieurs et du scrotum; bientôt ensuite les cavités séreuses se remplissent de sérosité. L'hydropisie fait en général des progrès rapides; quelquefois il n'existe qu'une simple bouffissure au visage et un œdème qui a beaucoup de tendance à être ambulant. Mais en général l'anasarque, quand elle existe, est plus considérable et plus uniformément répartie au même degré sur toute la surface extérieure des membres et du tronc, que celle qui est un signe des maladies du cœur. Cette hydropisie, quoique opiniâtre, peut cependant disparaître brusquement, circonstance qu'on observe surtout lorsqu'elle est encore récente et qu'on dirige contre elle un traitement approprié. Du reste, elle a une tendance toute particulière à envahir les membranes séreuses de l'encéphale; alors une espèce d'apoplexie séreuse se déclare, et termine les jours du malade.

Plus souvent que dans l'hydropisie cardiaque, les membres atteints d'infiltration sont frappés, à la suite d'application de sangsues, de ventouses, de mouchetures, de piqûre d'une veine, de vastes érysipèles, ou se recouvrent de plaques gangréneuses, ce qui ajoute beaucoup de gravité au pronostic. Le tissu cellulaire des poumons s'infiltre avec la plus grande facilité. Toutes les parties extérieures infiltrées offrent une décoloration prononcée, nullement interrompue par des congestions livides, noirâtres, ou par de simples dilatations des vaisseaux veineux.

D'après M. Andral, cette hydropisie survient toujours *tôt ou tard* dans une maladie rénale caractérisée par la pénétration de l'albumine dans les urines (maladie de Bright, néphrite albumineuse, albuminurie). Survenue dans le cours de cette dernière affection, l'hydropisie a une immense valeur séméiologique, car elle signale l'existence d'une importante altération du sang, rencontrée constamment par MM. Andral et Gavarret, la diminution des matériaux solides du sérum, principalement de l'albumine, et l'augmentation de la quantité d'eau. Cette hydropisie augmente d'autant plus qu'il s'échappe des reins une plus grande quantité d'albumine, et qu'on en trouve moins dans le sang. Voilà donc trois faits qui coïncident: une maladie du parenchyme rénal, une diminution de l'albumine dans le sang, une hydropisie *(Essai d'hématologie pathologique)*.

La diminution notable de l'albumine dans le sang n'ayant été jusqu'à présent trouvée chez l'homme que dans le cas où le sang a perdu d'abord de son albumine par les reins, il en résulte que l'hydropisie, d'abord partielle, légère, puis générale et considérable, coïncidant avec cette altération du sang, fait reconnaître l'existence de l'affection rénale.

Cette hydropisie, développée avec tous ses caractères distinctifs, même isolée de toute autre condition pathologique telle que la présence de l'albumine dans les urines, a une grande valeur absolue, elle rend probable l'existence d'une maladie de Bright, elle suggère l'idée d'analyser les urines et le sang, et d'explorer l'appareil urinaire, pour y découvrir l'origine de sa manifestation.

La bouffissure du visage dans cette hydropisie a une importance toute spéciale, qui sert fréquemment aux praticiens, habitués à observer la maladie de Bright, à reconnaître dans une salle d'hôpital, au milieu d'un grand nombre de malades, ceux qui probablement sont affectés de néphrite albumineuse.

L'hydropisie ne survient point dès le début de l'affection de Bright; elle ne se manifeste que lorsque l'économie tout entière est modifiée par une cause morbide générale, par l'altération du sang, consécutive à la lésion rénale. L'hydropisie indique donc une période de la maladie de Bright, celle essentiellement caractérisée par la diminution des matériaux solides du sérum du sang; elle augmente considérablement la gravité du pronostic, car, dès ce moment, on ne peut presque plus espérer une guérison complète.

M. Rayer, qui a dirigé d'une manière toute particulière son attention sur l'espèce d'hydropisie générale dont nous recherchons en ce moment la valeur, remarque qu'elle se forme quelquefois avec une rapidité extraordinaire, à peine l'altération urinaire déclarée. Les épanchements commencent par une bouffissure des paupières et de tout le visage; d'autres fois l'œdème se montre aux membres, puis s'étend rapidement aux autres parties du corps, ou disparaît quelquefois dans l'une d'elles pour se montrer dans une autre. La peau chaude, rénitente, ne se déprime que sous une forte pression du doigt, dont l'impression disparaît promptement. Le pouls est toujours plus ou moins fébrile; les premiers jours il y a ordinairement de la chaleur et de la sécheresse à la peau. La langue est piquetée et couverte d'un enduit jaune blanchâtre; il y a souvent du dégoût ou des envies de vomir, de l'oppression avec ou sans toux. L'anasarque s'arrête ou se développe de plus en plus; dans ce dernier cas, les membres et le tronc peuvent acquérir un volume qui rend les mouvements du corps douloureux, le sang extrait de la veine est presque toujours couenneux *(Traité des maladies des reins)*.

Lorsque l'hydropisie se déclare avec ces caractères chez un individu dont les urines albumineuses contiennent peu d'urée, on peut affirmer qu'il est affecté d'une maladie de Bright à *forme aiguë*; que déjà l'albumine du sérum du sang a diminué, et que l'urée, au contraire, s'y trouve quelquefois en proportion exagérée (Christison).

Les terminaisons de cette hydropisie générale aiguë signalent également les terminaisons de la néphrite albumineuse aiguë. Dans certains cas, la guérison de cette hydropisie se déclare d'une manière très-rapide dans le cours d'un à trois septenaires, si surtout on la combat énergiquement par les antiphlogistiques, les bains de vapeur, les purgatifs et les diurétiques; cette heureuse terminaison est annoncée par une sueur abondante, par des émissions d'urine plus copieuses, par la cessation du mouvement fébrile. Cette résolution des épanchements séreux est un signe à peu près certain de la cessation de la maladie de Bright. Nous disons signe *à peu près certain*, car dans quelques cas, lorsque la disparition de l'hydropisie semble annoncer une guérison complète, l'altération du sang et celle de la sécrétion urinaire persistent néanmoins; en pareille circonstance la cessation de l'hydropisie ne révèle qu'une notable amélioration. Lorsqu'au lieu de disparaîtrel'hydropisie se généralise encore davantage, que des suffusions séreuses s'effectuent rapidement du côté des méninges et des autres séreuses restées intactes jusqu'à ce moment, le praticien prédit la terminaison fatale de la maladie de Bright.

Le plus souvent l'hydropisie, qui est un signe de la diminution des matériaux solides du sérum du sang, et d'une affection rénale, procède d'une toute autre façon : elle se forme lentement chez un malade rendant depuis quelques temps des urines albumineuses, et dont les forces musculaires et l'activité des fonctions digestives ont diminué; le matin, au réveil, les paupières et la face sont plus ou moins bouffies; s'il a passé une partie de la journée debout, les pieds et les malléoles sont tuméfiés le soir; mais la bouffissure du visage ne disparaît pas complètement dans la station, et l'œdème des membres inférieurs ne diminue pas non plus aussi sensiblement par le repos au lit et la position horizontale que chez les individus atteints de maladie du cœur. On observe au reste, dans le court espace de plusieurs jours, des variations très-sensibles dans le siége et l'étendue de l'hydropisie du tissu cellulaire sous-cutané, et dans son développement sur diverses régions; les courants d'air, l'impression du froid et de l'humidité augmentent rapidement l'anasarque. Cette infiltration séreuse a toutes les apparences de l'hydropisie appelée par certains auteurs, *froide*, *passive* ou *asthénique;* le tissu cellulaire n'est résistant et tendu que lorsque l'infiltration séreuse, devenue beaucoup plus considérable dans quelques parties, et le plus souvent aux membres inférieurs, y provoque un travail inflammatoire. Tant que l'hydropisie est bornée au tissu cellulaire de la face, du tronc et des membres, l'affection rénale et l'altération du sang ne sont point encore arrivées à leur période ultime ; il y a des chances pour la guérison ou plutôt pour l'arrêt ou le ralentissement de la marche de la maladie.

Très souvent, indépendamment des suffusions séreuses dans le tissu cellulaire sous-cutané, il s'en forme dans la cavité des membranes séreuses. Lorsque le malade est assis, debout ou couché sur l'un ou l'autre côté, on peut reconnaître dans la cavité du péritoine, à l'aide de la percussion plessimétrique pratiquée d'après les préceptes de M. Piorry, de légers épanchements, dont l'existence ne pourrait être constatée à l'aide du palper, de la percussion immédiate, ou de la fluctuation qui est nulle ou douteuse, lorsque la collection est peu abondante ou lorsque l'intestin est distendu par des gaz. Mais, observe M. Rayer, si l'ascite devient considérable, on doit craindre que l'épanchement séreux ne soit le signe d'une cirrhose du foie, qui est venue compliquer la maladie de Bright. Des collections séreuses s'effectuent également dans les cavités des plèvres et dans celle du péricarde; quelquefois on a trouvé apès la mort, des épanchements plus ou moins considérables dans les ventricules cérébraux et dans le canal rachidien. Plusieurs chimistes ont démontré la présence de l'urée dans la sérosité de ces épanchements, ce qui n'a pas lieu dans les autres hydropisies.

Chaque fois que le praticien rencontre cette forme d'hydropisie au milieu des conditions pathologiques que nous avons mentionnées, il peut hardiment porter le diagnostic suivant : *Maladie de Brigth à forme chronique, néphrite albumineuse, albuminurie* (affection rénale, altération du sang caractérisée par la diminution constante de l'albumine et l'augmentation assez fréquente de l'urée).

Cette hydropisie chronique, une fois déclarée, offre des rémissions et des exacerbations à des époques plus ou moins rapprochées, ou des améliorations tout à fait passagères ou assez durables, qui représentent assez bien les phases, les exacerbations ou les améliorations de l'altération rénale et humorale. Quelquefois l'hydropisie disparaît néanmoins, et cependant la maladie des reins fait d'incessants progrès vers le terme fatal. Les récidives fréquentes de l'hydropisie annoncent plutôt, suivant M. Rayer, une affection rénale chronique, qu'une néphrite albumineuse aiguë, car, dans cette dernière, les rechutes sont beaucoup moins fréquentes.

L'hydropisie, dont actuellement nous constatons la valeur, ne se montre pas constamment au moment de l'examen de chacun des malades qu'on trouve atteints d'affection rénale et de diminution de l'albumine du sang. Car, avons-nous dit, il faut que la double altération du solide et du liquide soit assez prononcée pour que la suffusion séreuse se manifeste ; le malade, à l'époque où on l'observe, peut n'être point encore arrivé à une période assez avancée de l'affection de Bright pour que l'hydropisie se soit déjà déclarée; il peut succomber par suite d'une autre maladie antérieure ou intercurrente, avant d'avoir été hydropique; ou bien il peut se faire qu'à une époque antérieure il y ait eu de l'hydropisie pas assez prononcée pour attirer l'attention du malade, et qu'elle se soit dissipée ; on sait que ce symptôme a de la tendance à se montrer sous forme remittente. Il ne faudrait donc pas conclure de cette absence de l'hydropisie, à une certaine époque de la maladie de Brigth, qu'elle a peu de valeur pour le diagnostic et le pronostic de cette dernière maladie, qu'elle n'en est point un signe nécessaire.

De même, chez tout individu hydropique, chez lequel on reconnaîtra un état albumineux des urines, et la diminution des matériaux solides du sérum, il ne faudra pas toujours regarder les suffusions séreuses multiples, comme le signe direct de la lésion du rein et de la modification du sang; il peut se faire, en effet, qu'il y ait une lésion organique du côté du foie, du cœur, etc., qui ait pour signe cette hydropisie. Ce sont les cas où la valeur réelle, absolue de l'hydropisie est le plus difficile à établir. Néanmoins la marche différente des hydropisies cardiaque et rénale, la connaissance des antécédents de l'hydropique, l'examen des organes malades, pourront aider à faire la part de chacune de ces maladies dans la production de l'hydropisie.

§ III. — Existe-t-il d'autres hydropisies générales, qui se trouvent liées d'une manière aussi intime à quelque autre altération du sang? Un grand nombre de pathologistes ont répondu par l'affirmative. Ainsi, on a dit que l'hydropisie pouvait être un symptôme d'un appauvrissement du sang.

Si, par appauvrissement du sang, on entend un sang qui contient moins d'albumine que de coutume, on a raison de prétendre d'après ce qui précède, que l'hydropisie peut être l'un de ses signes. Mais si, par cette expression assez vague, on fait allusion à la diminution de la fibrine ou des globules, nous nous inscrivons contre cette valeur prêtée à l'hydropisie.

En effet, il résulte des travaux de MM. Andral et Gavarret, qu'on ne rencontre jamais les grandes hydropisies comme symptômes de la diminution de la fibrine ou des globules.

Si ces épanchements se produisent alors, c'est une exception; et il faut, par conséquent, leur rechercher une autre cause. Ainsi, chez les chlorotiques, chez les hommes atteints d'anémie spontanée, dans le sang desquels l'eau est toujours très-abondante, on ne rencontre point d'anasarque, ni de collections séreuses dans les grandes cavités splanchniques. M. Andral n'a rencontré l'hydropisie générale dans aucun cas d'anémie cachectique très-avancée, déterminé par les affections chroniques, tels que tubercules pulmonaires, cancer de l'estomac, de l'utérus, etc. Si, dans ces cas, une pareille hydropisie se déclarait, il faudrait aller en rechercher la cause dans une maladie du cœur ou des reins, qui se serait montrée à titre de complication. Jusqu'à ces derniers temps, il circulait dans la science l'opinion qu'une hydropisie générale traduisait assez souvent la diminution des globules opérées par des pertes de sang considérables, telles que hémorragie, saignées très-abondantes, et par l'usage des boissons aqueuses prises en grande abondance. C'est encore une opinion que sont venus combattre avec beaucoup de force, M. Piorry (*Traité des altérations du sang*), et M. Andral. Si, dans ces cas, l'hydropisie a lieu, il faut que le sang, en même temps qu'il a perdu de ses globules et qu'il a acquis une plus grande quantité d'eau, se soit encore appauvri d'une autre façon, qu'il ait perdu une certaine quantité de matériaux solides de son sérum, de l'albumine principalement. L'anasarque et les collections de liquide des membranes séreuses nous apprennent donc que, dans ce cas, il existe toujours cette altération du sang que nous avons vue se lier de la manière la plus intime à l'hydropisie générale.

On a encore admis des hydropisies générales pléthoriques. Quelques pathologistes, qui font dépendre la pléthore d'une surabondance de sang, expliquent l'hydropisie, qu'ils regardent comme phénomène terminal de cet état, par l'augmentation de l'exhalation, qui mettrait ainsi fin à la distension du système circulatoire. Ils l'ont surtout attribué à la suppression des règles (Portal., *Observ. sur la nat. et le trait. de l'hydr.*). M. Piorry, dans son travail sur la pléthore, rapporte un grand nombre de faits qui combattent avec succès cette opinion hypothétique, et qui prouvent que cet état donne lieu à une toute autre série d'accidents terminaux, congestions, hémorragies, etc. Ces observations, remarquables par une infinité de détails intéressants, rapprochées des recherches de M. Monneret (*Gaz. méd.*), laissent peu de valeur à l'hydropisie générale pléthorique, puisqu'elles démontrent que ces collections séreuses multiples ne sont point un symptôme d'un état du sang, caractérisé uniquement par l'élévation du chiffre des globules.

Quelquefois, l'hydropisie se généralise encore sans qu'on puisse, à l'aide de ce symptôme, remonter à une lésion parfaitement bien caractérisée des solides et des fluides.

Depuis longtemps, on a remarqué que des hydropisies générales se montraient parfois au déclin de certaines fièvres éruptives, telles que la scarlatine, la rougeole, la variole, etc., à la suite d'un refroidissement subit. Habituellement, l'hydropisie qui survient dans la période de desquammation de ces maladies est annoncée, d'après MM. Alp. Cazenave, Schedel, etc., par un malaise général, de l'abattement, de l'insomnie, de la tristesse, de la fièvre, ainsi que par divers troubles fonctionnels du côté des appareils digestif, respiratoire et urinaire, analogues à ceux qui annoncent l'invasion prochaine d'une maladie aigüe. M. Hamilton regarde les urines concentrées, rouges, peu abondantes, comme l'indice ordinaire d'une manifestation prochaine des suffusions séreuses. L'infiltration commence par la face où elle paraît plus prononcée le matin que le soir ; puis elle gagne les extrémités supérieures, les inférieures, pour se répandre enfin à toute la surface du corps. Souvent l'anasarque sévit avec une intensité plus notable sur les mains que sur les pieds. Des collections séreuses s'établissent dans le péritoine, dans les plèvres, dans la cavité de l'arachnoïde, du troisième au neuvième jour de l'œdème. Le tissu pulmonaire s'infiltre ordinairement. Quelques signes de congestion ont lieu vers la tête ; le malade est dans un état de somnolence, d'abattement ; le pouls diminue de fréquence. Si l'hydropisie est l'objet d'un traitement bien dirigé, la convalescence se déclare vers le douzième ou le quatorzième jour, mais elle ne s'établit qu'assez lentement, et la maladie est alors sujette à des rechutes. Cette hydropisie se termine trop souvent d'une manière funeste. Dans certains cas, une suffusion vers les membranes du cerveau, annoncée par de la céphalalgie, du malaise, des vomissements, la dilatation des pupilles, le strabisme, la cécité, des convulsions annoncent une fin prochaine, que hâtent encore des hydro-phlegmasies de la plèvre, du péricarde et du péritoine, qui arrivent très-brusquement.

Cette forme d'hydropisie a la plus grande ressemblance avec celle que nous avons vu caractériser l'existence de la maladie de Brigth à l'état aigu ; elle devait donc faire supposer qu'elle se liait aussi à une maladie rénale ainsi qu'à la diminution de l'albumine du sang. Cette supposition a été souvent changée en réalité par l'examen des urines, du sang et des altérations de l'appareil urinaire. (Blackall, Peschier, Uberlacher, Bright, Christison, Hamilton, Rayer, Andral, etc.) Voilà donc encore un cas où l'hydropisie générale a une valeur séméiologique de la plus haute importance ; sans elle, on n'eût peut-être pas songé à interroger ni l'urine ni le sang, par conséquent on n'eût peut-être pas découvert la maladie de Bright.

J'ai eu l'occasion d'observer à l'hôpital de la Charité le cas si remarquable d'hydropisie aiguë générale, rapportée par M. Andral dans son *Hématologie*. Un jeune homme, bien portant jusque-là et fortement constitué, était couché et endormi; des camarades l'inondent d'un pot d'urine froide pendant qu'il est en sueur; il se lève nu pour les poursuivre et se refroidit beaucoup: dès le lendemain de cet événement, un peu d'enflure se déclare suivie de la rapide manifestation d'une anasarque considérable et d'une ascite. Cette hydropisie générale suggère la pensée d'examiner l'urine de ce malade, elle est albumineuse; au bout de quinze jours la guérison des suffusions séreuses était complète. Les auteurs ont rapporté un grand nombre d'observations d'hydropisies générales analogues, occasionnées par un refroidissement subit, suite du contact de l'air froid sur la peau couverte de sueurs, ou de l'ingestion d'une grande quantité d'eau froide, le corps étant inondé de sueurs, ce qui donne lieu à la brusque suppression ou diminution d'une sécrétion physiologique. Ils leur ont souvent donné le nom d'hydropisies *essentielles*, dans l'ignorance où ils étaient qu'elles décelaient une altération de la sécrétion urinaire et une modification profonde du sang.

Mais l'hydropisie générale aiguë, occasionnée par un refroidissement subit surprenant l'homme au milieu d'un bon état de santé, ou le frappant à l'époque de la période de desquammation d'une fièvre éruptive, est-elle toujours le signe d'une maladie de Bright, d'une altération du sang? C'est une question de séméiologie, qui ne nous semble pas encore complétement résolue par l'observation; et nous répéterons avec M. Rayer que s'il existe une pareille hydropisie sans affection rénale, ces cas sont excessivement rares, et que cette espèce de suffusion séreuse est peu connue.

N'est-ce pas ici l'occasion de rappeler que l'hydropisie générale souvent diminue, loin de l'aggraver, le pronostic immédiat de certains troubles de sécrétion. Ainsi la diminution notable ou la suppression des sécrétions sudorales et urinaires, qu'on observe chez un hydropique, comporte moins de danger que la même lésion de sécrétion, qui vient à se manifester chez un individu bien portant. Chez l'hydropique, l'altération de ces sécrétions ne fait soupçonner souvent aucune lésion organique du côté de la peau et des reins; tandis que chez l'individu bien portant, l'arrêt de la sécrétion urinaire et sudorale décèle une altération de texture survenue dans ces organes sécréteurs. Toutefois, il n'en est pas toujours ainsi; dans le cas d'hydropisie rénale, scarlatineuse, la diminution ou la suppression des urines et des sueurs dévoile une altération plus ou moins grave des appareils urinaires et cutanés. Que penser de l'opinion de J. Franck et de quelques pathologistes anglais, qui croient que l'hydropisie générale, souvent aiguë, peut être la conséquence immédiate, c'est-à-dire le signe d'une simple suppression de la sécrétion urinaire, non liée à une altération du parenchyme rénal? Pour ces derniers observateurs, c'est encore une sécrétion morbide qui remplace une sécrétion physiologique. N'est-il pas plus probable que dans ce cas l'ischurie et l'hydropisie sont les symptômes d'une même altération rénale et humorale qu'elles contribuent à faire diagnostiquer ?

Des historiens et des médecins nous apprennent qu'à plusieurs époques on a vu de grandes hydropisies sévir sur des populations qui, tourmentées par la disette, la misère, étaient obligées de se nourrir de plantes herbacées et de racines (Gaspard), de pommes de terre de mauvaise qualité (Peddie). De pareils accidents se développent chez les prisonniers, lorsque leur nourriture est malsaine, insuffisante. Quels renseignements nous donnent ces hydropisies? Une altération du sang ou une lésion générale des solides leur ont-elles donné naissance ?

L'anasarque, l'ascite et les autres collections séreuses qui se forment à la suite des fièvres intermittentes, récentes ou prolongées, sont-elles un signe d'un obstacle au cours du sang à travers la rate hypertrophiée ou d'une maladie de Brigth, ou enfin d'une altération toute spéciale du sang, d'une intoxication miasmatique? Quelle que soit l'obscurité qui règne sur la valeur séméiologique de l'hydropisie dans le cas de fièvre intermittente; toujours est-il que la suffusion séreuse est liée d'une manière si intime à l'intermittence elle-même, qu'elle cède ordinairement au traitement de la fièvre d'accès. J'ai eu plus d'une fois l'occasion de vérifier ce fait à l'hôpital de la Charité, dans le service de M. Bally, qui administrait alors le sulfate de quinine à très-haute dose.

Les auteurs anglais ont beaucoup insisté sur une forme particulière d'hydropisie générale, qui, suivant eux, mettrait sur la voie d'une affection des bronches et du tissu pulmonaire. Elle arrive ordinairement, au rapport d'Abercrombie, chez des sujets jeunes, vigoureux, qui se sont exposés au froid, le corps étant en sueur; de l'oppression, de la dyspnée, de la toux, une infiltration séreuse, qui occupe ordinairement *la face* d'abord, et de là s'étend au tronc et aux jambes, puis la formation d'épanchements séreux dans les cavités splanchniques, constituent la physionomie de cette hydropisie, qui, quelquefois, se termine d'une manière fatale et en peu de jours. D'autres fois, ces collections séreuses peuvent persister des mois et même des années.

L'ensemble de cette hydropisie a encore beaucoup de ressemblance avec celle que nous avons dit révéler l'existence de la maladie de Bright; aussi, l'auteur cité plus haut a-t-il rencontré quelquefois les urines albumineuses; nous sommes donc encore en droit d'invoquer ici une altération de sang, à savoir une diminution de l'albumine du sérum. Toutefois, nous ajouterons que la description de cette hydropisie et des altérations qui l'accompagnent, donnée par les médecins anglais, est tellement vague, et si dépourvue de détails suffisants, que nous ne pensons pas qu'il soit possible d'établir d'une manière rigoureuse la véritable signification de cette hydropisie.

Que conclure de ce qui précède? C'est qu'il n'est qu'une seule altération du sang à laquelle l'hydropisie générale permette de remonter comme à sa cause? En dehors de la diminution de l'albumine du sang, les suffusions séreuses multiples ne peuvent plus nous faire reconnaître aucune modification survenue dans la composition du sang. Mais la découverte de cette valeur attachée à l'hydropisie générale, est l'une des acquisitions séméiologiques qui honorent le plus la médecine contemporaine.

§ IV.—Les hydropisies *métastatiques*, dont les auteurs des âges antérieurs au nôtre se sont beaucoup occupés, et dont ils ont interprété la valeur à leur façon, sont fort rares, en tant que suffusions séreuses générales. On trouve dans la clinique de M. Andral, l'histoire d'un jeune homme atteint d'ascite et d'anasarque, qui en fut entièrement délivré après des sueurs abondantes et l'évacuation d'une grande quantité d'urine. Lorsque l'hydropisie, à la suite d'évacuations critiques, se termine par le retour à la santé, sans se reproduire de nouveau, il est difficile de préciser son point de départ. Est-ce à une légère affection du cœur, à une altération du sang, à une lésion de la peau qu'il faut remonter, pour trouver le secret de son origine?

Plus souvent le liquide des épanchements se résorbe sans qu'on observe en même temps aucune évacuation insolite; et alors on voit ordinairement arriver une série d'accidents fort graves; les malades s'affaissent tout à coup, leur intelligence devient obtuse, leurs sensations s'anéantissent, leurs bronches se remplissent d'écume, et ils succombent promptement dans un état d'asphyxie (*anhématosie par écume bronchique*, de M. Piorry).Que dénote une pareille terminaison? L'ouverture des cadavres montre une sérosité incolore et spumeuse accumulée dans les cavitésdes bronches,et dans les cavités, qui se remplissent le plus rarement de sérosité pure, telles que le péricarde, les ventricules cérébraux. On trouve dans les annales de la science plus d'une observation d'anasarque et d'ascite, dont la brusque disparition, coïncidant avec de pareils accidents, a dévoilé la formation d'une véritable apoplexie séreuse.

CHAPITRE II.

De la valeur de l'hydropisie partielle.

L'hydropisie bornée au tissu cellulaire des membres et du tronc, ou à l'une des cavités séreuses, synoviales, a une valeur souvent très-grande pour nous dévoiler le siége, le degré, la marche, la durée, la nature, et le danger des maladies locales dont elle est l'effet.

§ Ier. — L'infiltration séreuse étendue à tout le tissu cellulaire des membres et du tronc ou *anasarque* se déclare rarement seule; le plus souvent elle marche de compagnie avec les collections de sérosité des membranes séreuses, par conséquent elle rappelle à l'observateur l'idée d'une affection du cœur ou d'une altération du sang.

L'infiltration du tissu cellulaire circonscrite à quelques parties du corps, ou *œdème*, est souvent le signe d'un obstacle au cours du sang veineux. C'est une vérité qui avait été pressentie par les anciens, annoncée de nouveau par les médecins des siècles voisins du nôtre, et qui a été surabondamment démontrée par les travaux de M. Bouillaud (*de l'Oblitération des veines et de son influence sur la formation des hydropisies partielles, etc.* Archiv. gén. de méd.). Depuis lors, les observateurs ont souvent reconnu la valeur de l'œdème pour la connaissance d'une lésion située sur le trajet d'une veine, qui met obstacle au libre passage du sang.

Le siége de l'œdème éclaire le praticien sur le siége de l'obstacle; car un rapport rigoureux peut être établi entre l'étendue de l'hydropisie et le point où existe un obstacle à la circulation veineuse. Ainsi, l'infiltration séreuse du membre abdominal ou thoracique coïncide avec l'oblitération de la veine fémorale ou axillaire correspondante; lorsque les deux membres inférieurs sont le siége de l'œdème, l'obstacle a lieu dans la veine cave abdominale. Dans le cas où l'hydropisie occupe la moitié supérieure du tronc, elle ne permet pas de douter qu'il n'existe un obstacle considérable au cours du sang dans la veine cave supérieure (*Observ.* de MM. Bouillaud, Piorry, Legroux, etc.). M. Chomel rapporte l'observation d'un homme chez lequel la face, le cou, la moitié supérieure de la poitrine et les deux bras présentaient une énorme distension séreuse, qui contrastait singulièrement avec l'excessive maigreur des trois quarts inférieurs du corps; une tumeur cancéreuse, développée dans le médiastin, et dans laquelle la veine cave supérieure était comme étranglée, rendit un compte très-exact du siége de l'hydropisie. L'œdème des conjonctives a paru plusieurs fois annoncer l'oblitération de la veine ophtalmique; on en trouve un exemple dans le *Journal des connaissances médico-chirurgicales*, tiré de la clinique de MM. Fouquier et Gouraud, et rapporté par M. Boudet. D'après Morgagni, l'hydrocèle indique un obstacle au cours du sang dans les veines spermatiques. En général, l'hydropisie se montre dans les parties auxquelles se distribue le rameau veineux oblitéré.

La forme de l'œdème nous fournit des renseignements précieux sur la nature de l'oblitération. L'infiltration séreuse qui survient rapidement, qui s'accompagne de tension, d'intumescence, de chaleur, et d'une décoloration notable, doit faire rechercher un cordon dur, noueux le long de la veine principale du membre, qui alors doit être considérée comme atteinte d'inflammation. Cet œdème, auquel les auteurs ont donné le nom d'actif, d'aigu, vient-il à se développer aux membres pelviens chez une femme récemment accouchée, il annonce la manifestation de la *phlegmasia alba dolens.*

Lorsqu'à la suite des symptômes locaux de la phlébite du bras, déterminée par une saignée, un gonflement œdémateux du membre ou des parties voisines de la piqure se manifeste, on doit en conclure qu'alors la veine est entièrement oblitérée.

D'autres fois l'œdème des membres, soit supérieurs, soit inférieurs, ne revêt pas une forme aiguë; il se déclare avec assez de lenteur chez les personnes affaiblies par des maladies de longue durée, arrivées à la période de cachexie; on le remarque surtout aux jambes et aux pieds des phthisiques, des femmes atteintes de cancer de l'utérus. Il n'y a pas longtemps qu'on croyait que l'hydropisie, dans ces cas, était un signe d'altération du sang. Il n'en est rien habituellement; l'autopsie révèle des traces de phlogose, ou de simple coagulation du sang dans les veines, qui rend un compte satisfaisant de l'infiltration séreuse. C'est un fait sur lequel M. Bouillaud et les auteurs du *Compendium*, MM. Monneret et Fleury, ont grandement insisté, et ce avec beaucoup de raison. Cet œdème est considéré, à juste titre, comme un signe de mort prochaine à une période avancée de la phthisie pulmonaire, de la dégénérescence cancéreuse, du scorbut, etc. Hippocrate, Stoll, regardent également comme un signe mortel l'infiltration séreuse, qui arrive vers le déclin de la dysenterie, ou des autres affections chroniques du tube digestif.

Quant à l'œdème léger, limité aux malléoles, qui arrive chez les malades cachectiques, ainsi que chez les convalescents, les anémiques, les chlorotiques, les paralytiques, en un mot chez toutes les personnes dont la constitution est affaiblie, il trouve la raison de son existence dans la lenteur de la circulation veineuse aux extrémités pelviennes.

L'œdème léger des pieds est quelquefois l'un des premiers indices de varices aux jambes.

D'autres fois c'est en dehors de la veine qu'il faut aller chercher la cause de l'œdème; alors la palpation, la percussion plessimétrique, venant à la suite de la constatation de l'infiltration séreuse, feront reconnaître son origine dans une tumeur cancéreuse, tuberculeuse, purulente, etc., qui comprime une veine. Dans les trois premières observations du *Mémoire* de M. Bouillaud, l'œdème des membres inférieurs traduisit pendant la vie l'existence de tumeurs cancéreuses des organes du bassin, comprimant les veines de cette cavité. Deux cas analogues ont été observés par M. Legroux. (*Bull. de la soc. anat.*) Les *Archives de médecine* contiennent l'observation fort intéressante d'un œdème du membre inférieur gauche. On cherchait en vain la cause de cette infiltration, lorsqu'on s'avisa de percuter l'abdomen ; la percussion fit reconnaître la présence de matières fécales accumulées dans l'intestin. Une bouteille d'eau magnésienne est prise par le malade ; il va plus de douze fois à la selle et très-abondamment. Au bout de trois ou quatre jours, l'œdème est complètement dissipé, l'intestin est souple et sonore. Un mois après, on revoit le malade qui n'avait pas cessé de se bien porter.

Un œdème des membres abdominaux, s'étendant quelquefois aux grandes lèvres, qu'on observe chez les femmes enceintes, est regardé, à bon droit, comme l'un des traits caractéristiques de la compression des veines du bassin par l'ampliation des organes génitaux et par le fœtus arrivé à une époque avancée de la vie intra-utérine; son étendue et son intensité sont, en général, en rapport avec l'état plus ou moins avancé de la grossesse. Cette infiltration est généralement une complication légère et sans danger. Mais si un pareil œdème s'observe aux parties supérieures du corps, comme aux mains et aux bras, au cou et à la face, le cas est souvent beaucoup plus grave; car si en même temps que ce symptôme il existe de la céphalalgie, de la pesanteur de tête, ou des étourdissements, des bourdonnements dans les oreilles, une perte temporaire de la vision, de vives douleurs dans l'estomac, avec la face décolorée, il y aura risque de convulsions puerpérales, d'après M. Robert Johns. (*The Dublin, Journal of méd. science.*) Mais cet œdème des parties supérieures du corps, observé par M. Johns, ne semble pas avoir la même valeur diagnostique, que l'infiltration des membres inférieurs ; il doit traduire quelque autre altération qui n'a pas été reconnue.

Chez une femme, l'œdème des parties génitales qui est accompagné d'un écoulement et de contusions, peut, d'après certains auteurs, avoir une signification importante en médecine légale, et être alors un signe de viol.

Assalini, Morgagni, Sœmmering, Mascagni, etc., ont essayé de prouver que certains œdèmes étaient le signe de maladies des vaisseaux lymphatiques, de leur état variqueux, de l'obstruction, la destruction, l'extirpation de leurs glandes. Cette valeur, assignée à l'hydropisie pour faire reconnaître les maladies des vaisseaux lymphatiques, ne paraît pas méritée. Les observations recueillies sur l'homme malade, et les expériences faites sur les animaux, lui sont contraires. M. Andral, qui s'est occupé de cette question séméiologique, arrive à cette conclusion : « Aucun fait ne démontre jusqu'à présent qu'un obstacle à la circulation lymphatique ait jamais été cause d'hydropisie. » (*Précis d'anat. path.*)

Si l'œdème ne peut reconnaître pour origine un obstacle au cours de la lymphe, quelquefois il est l'un des symptômes indicateurs de tumeurs situées sur le trajet de vaisseaux ou de glandes lymphatiques qui compriment une branche veineuse (M. Prus, *Rev. méd.*).

Un empâtement douloureux est l'un des symptômes précurseurs de la gangrène, qu'amène à sa suite l'artérite. J'ai vu à l'hôpital de la Charité, chez un homme atteint de purpura, un œdème de la cuisse, accompagné d'atroces douleurs, signaler le début d'une vaste hémorragie du membre inférieur, laquelle fut elle-même rapidement suivie du développement de tous les symptômes de l'artérite gangréneuse.

Souvent, c'est ailleurs que dans le tissu cellulaire extérieur que l'hydropisie partielle nous apparaît comme signe d'une grande gène au libre cours du sang veineux. Qui ne sait que *l'ascite* est un signe des oblitérations de diverse nature dont le système de la veine porte peut devenir le siége (phlébite, caillots sanguins, matières encéphaloïdes, tuberculeuses, hydatides, etc., etc.). M. Bouillaud, et après lui beaucoup d'observateurs, ont apporté un nombre de faits considérables qui déposent en faveur de cette valeur séméiologique accordée à l'hydropisie abdominale.

L'ascite sert encore puissamment à diagnostiquer les maladies du foie, caractérisées par une imperméabilité de ses vaisseaux sanguins.

Lorsque l'ascite se développe avec lenteur et progressivement, seule, sans être précédée ou accompagnée d'aucune hydropisie dans d'autres parties du corps, si tous les troubles fonctionnels observés concomitamment se rapportent à la compression des organes abdominaux par la collection séreuse, dispepsie, flatuosité, oppression après les repas, sentiment de fatigue générale, et si le malade pâlit, maigrit, il est à peu près certain qu'il existe dans quelque point de la cavité abdominale un obstacle à la circulation dans le système de la veine-porte. C'est alors que l'aspect des parois abdominales, la palpation et surtout la percussion plessimétrique nous viennent puissamment en aide pour tirer toute la valeur séméiologique possible de l'hydropisie abdominale, c'est-à-dire pour préciser la nature de l'obstacle au cours du sang à travers le système de la veine-porte.

M. Reynaud a insisté beaucoup sur la dilatation des veines superficielles des parois abdominales, qu'il regarde, ainsi que l'ascite, comme l'un des meilleurs signes de la grande gêne apportée au cours du sang de la veine-porte (*Journal hebd.*). Nous remarquerons toutefois que cet état variqueux des veines n'existe pas toujours.

Quand, chez un malade atteint de cette forme d'ascite et de dilatation des veines des parois abdominales, la palpation et la plessimétrie font reconnaître que le foie a un petit volume, et qu'il n'offre aucune tumeur ni bosselures à sa surface, on peut accuser, presque à coup sûr, une maladie chronique du foie, fort peu connue jusqu'à ce jour, et fort improprement appelée cirrhose. Les urines foncées en couleur, contenant une certaine quantité de matières sédimenteuses, certains troubles de la digestion, la teinte d'un jaune terreux de la face, la maigreur extrême des membres, qui contraste avec le développement du ventre, confirment encore ce diagnostic. Le début de cette maladie a, dans plus d'un cas, pour premiers symptômes une légère ascite, des troubles du côté de l'appareil digestif, qui coïncident avec une augmentation du volume du foie, etc.

On sait que les affections chroniques du cœur coïncident fréquemment avec la cirrhose; lorsque l'hydropisie générale a commencé par l'ascite, il est hors de doute que la maladie du foie a précédé celle de l'organe central de la circulation. Dans le cas, au contraire, où l'infiltration des membres s'est formée avant la collection séreuse du péritoine, il n'est plus permis de méconnaître que le cœur a d'abord été malade. Dans ce dernier cas, il est difficile de reconnaître la cirrhose ; les résultats fournis par la percussion, rapprochés de l'état des veines, des troubles de l'appareil digestif, pourront aider à démasquer cette affection.

D'autres fois la palpation et la percussion font découvrir chez un ascitique une tumeur cancéreuse, tuberculeuse ou de toute autre nature du côté du foie ou dans les organes voisins; dans ces cas, l'hydropisie abdominale emprunte une grande partie de sa valeur à ces deux méthodes d'exploration, dont il est toujours nécessaire de se servir chaque fois qu'on rencontre chez un malade une hydro-péritonie.

Il résulte des recherches de M. Andral et de celles auxquelles je me suis livré sur ce sujet, que bien rarement l'ascite est le signe de productions accidentelles, de masses cancéreuses ou tuberculeuses, d'hydatides, de vastes abcès, développés dans le tissu hépatique; bien plus souvent ces tumeurs siégent sur le trajet même du tronc de la veine-porte ou de ses principales divisions abdominales. Dans un cas d'ascite, j'ai rencontré, pleins de matière encéphaloïde demi-fluide, le tronc de la veine-porte ainsi que les branches veineuses, qui partaient de la portion pylorique de l'estomac envahi par un vaste cancer ramolli. Chose remarquable! les divisions principales de la veine-porte qui pénètrent dans le foie, étaient fortement distendues par cette matière cancéreuse, et il semblait que les tumeurs résultant de cette accumulation, étaient des masses de tissu encéphaloïde, faisant partie du parenchyme hépatique; il n'en était rien; le foie n'était nullement attaqué par la dégénérescence.

J'ai eu occasion de voir des ascites se déclarer avec beaucoup de rapidité chez des individus dont l'autopsie me démontra une inflammation du tronc de la veine-porte et de ses principales divisions. Mais, je dois ajouter que, dans plusieurs de ces cas, j'ai rencontré dans la cavité du péritoine, non une simple sérosité, mais un fluide séro-purulent, mélangé avec des flocons fibrineux. L'ascite, qui marche avec les autres symptômes d'une maladie aiguë du foie, peut faire soupçonner une phlébite de la veine-porte.

Mais abandonnons la valeur de l'ascite, considérée comme signe des maladies de l'appareil biliaire et de la veine-porte, car je craindrais que l'analyse d'un trop petit nombre de faits recueillis sur ces affections ne me fît trop généraliser quelques données qui pourront être détruites par de nouvelles et plus nombreuses observations.

L'ascite, qui succède à l'anasarque, s'il n'y a pas de signes de maladie du cœur, doit éveiller l'attention des praticiens sur une obstruction plus ou moins complète de la veine-cave vers les parties supérieures du ventre, ou sur une simple compression de ce vaisseau par le liquide ascitique. Ce sera encore à la palpation et à la percussion à compléter le diagnostic.

Ce n'est que fort rarement que l'épanchement chronique de sérosité de la plèvre, indépendant de tout travail phlegmasique, etc., de cette membrane, a été constaté comme seule suffusion séreuse; le plus souvent c'est consécutivement à l'anasarque et à l'ascite qu'il se montre, et alors il arrive vers le déclin des maladies, qui produisent les grandes hydropisies; il est donc dans ce cas un signe fâcheux. Quelquefois, cependant, l'hydrothorax apparaît primitivement et guide le médecin pour arriver à reconnaître un obstacle à la libre circulation du sang. *L'hydrothorax*, qui se montre avant toute autre collection séreuse, a parfois pour origine une maladie agissant primitivement sur la circulation pulmonaire; c'est ce qui a lieu dans quelques cas de croup, de bronchite capillaire, de cancer du poumon, etc. L'hydrothorax double, coïncidant avec l'infiltration du bras, non accompagné de douleur, ni de réaction fébrile, et accompagnant la dilatation des veines du cou, de la tête, de la poitrine, des membres thoraciques, conduit à reconnaître une compression de la veine-cave supérieure; il a contribué quelquefois avec la percussion et l'auscultation à faire diagnostiquer une tumeur située profondément dans le thorax, un anévrisme de la crosse de l'aorte.

Il est un cas d'hydrothorax simple, dû à une gêne de la circulation veineuse, qui ne peut faire que difficilement remonter à la lésion occasionnelle; c'est celui produit par une oblitération de la veine azygos. M. Cruveilhier en a rapporté un exemple.

Mais si l'épanchement n'occupe qu'une seule cavité pleurale, il est probable qu'il est un signe d'une cause locale; lorsqu'il envahit les deux côtés de la poitrine, il faut examiner les autres cavités séreuses, les membres et le tronc, pour reconnaître s'il n'existe pas d'autres hydropisies; car alors l'hydrothorax sera le symptôme de l'une des maladies auxquelles nous avons rapporté l'hydropisie générale. Il est également important de se rappeler que l'hydrothorax, rencontré à l'autopsie, ne révèle point toujours une maladie; il peut être un pur effet cadavérique, un épanchement *post mortem*, alors il n'est pas très considérable, et on découvre ordinairement une quantité plus ou moins abondante de sérosité dans les cavités séreuses, et surtout dans les cavités méningiennes.

M. Reynaud a fait remarquer que l'hydrothorax, loin d'aggraver le pronostic des maladies antérieures à sa formation, en atténuait pendant quelque temps le danger, en les arrêtant dans leur développement. L'épanchement dans la plèvre d'un fluide uniquement composé de sérosité, ne serait donc pas, d'après cet observateur, un signe fâcheux pour un phthisique.

Le peu de troubles fonctionnels auxquels donne lieu l'hydrothorax simple, non considérable, a été fréquemment une cause de sa non-constatation pendant la vie, la percussion et l'auscultation n'ayant point été invoquées pour le reconnaître; dans ces cas, l'absence apparente de l'hydropisie empêche de demander des renseignements précieux sur les maladies, à l'examen plessimétrique et stéthoscopique de la poitrine.

La ponction du thorax nous éclaire également sur la nature de la maladie qui a engendré l'hydrothorax; la sortie d'un liquide limpide, séreux, sans traces de pus, de flocons fibrineux ou de globules de sang, nous informe que c'est ailleurs que dans le tissu de la plèvre qu'il faut aller rechercher l'affection occasionnelle de l'épanchement.

Stoll mentionne la production de l'hydrothorax au nombre des signes d'une ascite brusquement disparue, et d'un œdème qu'on avait fortement comprimé avec des bandes. (*Prælect.*) Si en même temps que disparaît rapidement un hydrothorax des symptômes de compression du cerveau éclatent, c'est que à l'épanchement de la plèvre a succédé l'hydrocéphale; d'après quelques médecins, une pareille métastase est à craindre durant le cours d'une hydropisie scarlatineuse.

L'hydropéricarde existe encore plus rarement seule que l'hydropisie de poitrine; il survient aussi moins souvent comme symptôme d'une maladie occasionnelle des grandes hydropisies. Lorsque ce dernier cas se présente, la collection séreuse s'effectue dans la période ultime de la maladie, par conséquent elle décèle une fin prochaine. Quelquefois, cependant, l'hydropéricarde marche seul, d'un pas lent et progressif; il s'écoule souvent plusieurs mois avant qu'il soit devenu considérable. Dans ces circonstances, on doit porter ses investigations du côté de la circulation veineuse; car on y rencontrera probablement la cause de l'épanchement du péricarde. M. Reynaud croit qu'on peut alors trouver à l'autopsie la cause de l'obstacle à la circulation veineuse, dans les ramifications capillaires veineuses du péricarde; il dit que cette gêne du cours du sang se présente surtout chez des malades atteints de tubercules pulmonaires.

Ce que nous avons dit de la valeur de l'hydrothorax métastatique s'applique à peu près complétement à l'hydropéricarde de même allure.

L'hydrocéphale, nous avons déjà beaucoup insisté sur cette valeur pronostique, doit être considéré comme l'un des accidents les plus graves, qui surviennent durant le cours des maladies provocatrices des hydropisies, et il coincide quelquefois avec la diminution et même la disparition de certaines collections séreuses. Si l'on pouvait toujours le reconnaître aussi facilement que les autres épanchements séreux, nous acquerrions des données importantes sur le danger plus ou moins considérable d'un grand nombre de maladies, affections du cœur, rénale, hydropisie scarlatineuse, etc., etc. La valeur de l'hydrocéphale dans les maladies est donc subordonnée au diagnostic de cette hydropisie.

Duverney raconte qu'un hydrocéphale, précédé d'œdème de la figure et du tronc, traduisit l'existence, chez un malade dont il rappelle l'histoire, d'une tumeur à la base du cœur, au côté gauche de l'artère pulmonaire.

Les signes les plus positifs d'un épanchement de sérosité dans les cavités des méninges ont quelquefois dévoilé pendant la vie les obstacles au cours du sang, qu'une phlébite, que des caillots, que des tumeurs de diverse nature, oblitérant les sinus de la dure-mère, les veines cérébrales, avaient occasionnés. M. Tonnelé a fixé sur ce sujet l'attention des médecins d'une manière toute particulière.

On connaît tous les traits caractéristiques de l'hydrocéphale chronique congéniale. Les observations de Mekel, P. Franck, Baron, Breschet, etc., apprennent que cette forme d'hydropisie nous renseigne sur un grand nombre d'altérations du cerveau et des méninges, dont les plus fréquentes paraissent être une atrophie ou un arrêt de développement d'une ou plusieurs portions de l'encéphale, et un épanchement de sérosité dans les ventricules.

L'hydrorachis, qui n'est point la conséquence d'une lésion de texture, ni des méninges, ni de la moelle rachidienne, est une hydropisie assez rare; elle se montre surtout dans un bien petit nombre de circonstances associées aux autres suffusions séreuses pour traduire l'existence soit d'une affection du cœur, soit d'une altération du sang. Cette suffusion séreuse, lorsqu'elle ne coexiste pas avec le spina-bifida, n'est pas non plus aisée à reconnaître; le médecin ne se trouve donc pas souvent dans le cas d'apprécier sa valeur du vivant du malade; ajoutons qu'on connaît peu les lésions diverses qui peuvent déterminer cette hydropisie.

L'hydropisie synoviale a quelquefois donné l'éveil au praticien, habitué à tenir compte des plus légers phénomènes morbides, sur un obstacle au cours du sang à travers des vaisseaux de petite dimension. M. Piorry a cité, dans son *Traité de diagnostic et de médecine pratique*, l'observation d'une jeune dame qui, tous les mois, était atteinte d'hydrartrite, qui reparaissait avec une opiniâtreté désespérante. On avait donné, mais en vain, du sulfate de quinine, parce que l'on voyait le mal revenir à des époques à peu près fixes. M. Piorry reconnut que la destruction de quelques veines, déterminée par l'application d'un cautère à la partie interne de la cuisse, était la cause de l'épanchement de synovie.

Quant à l'*hydrocèle*, elle n'a en général de valeur que pour faire reconnaître les collections séreuses nées sous l'influence d'une phlegmasie, ou d'une irritation sécrétoire : ceci nous conduit à exposer le diagnostic et le pronostic des deux dernières espèces d'hydropisie, dont nous ne nous sommes point encore occupé jusqu'à présent.

§ II. En abordant l'exposé de la valeur de l'hydropisie dans les *hydro-phlegmasies*, une double question pathogénique importante se présente à résoudre : 1° Doit-on considérer comme de véritables hydropisies les collections séreuses, plus ou moins troubles, mélangées de flocons fibrineux, de pus ou de sang, qui sont l'un des caractères des inflammations des membranes séreuses, synoviales et du tissu cellulaire? 2° Existe-t-il des hydro-phlegmasies caractérisées par des collections de sérosité pure ?

Les avis sont partagés : les uns disent que l'on doit s'en tenir à la rigueur de l'expression ; que, sans cela, on réunit les états les plus opposés (*voyez* Définition). Il est impossible, ajoutent-ils, de confondre, sans de graves inconvénients pour la pratique, la simple collection de sérosité pure avec la suffusion séro-fibrineuse, purulente, ou sanguine des hydro-phlegmasies; et puis, ces dernières ne se montrent point habituellement sous l'influence des mêmes causes que les véritables hydropisies; elles sont toujours partielles, elles n'ont que rarement de la tendance à se généraliser; enfin, leur traitement est toujours à peu près le même, quelles que soient les conditions extérieures qui lui aient donné naissance. Ils admettent d'ailleurs que le liquide de l'inflammation des séreuses à leur début est purement séreux; mais que, plus tard, il change de nature, alors ce n'est plus une hydropisie, c'est une hydro-phlegmasie.

Ceux qui sont d'un autre avis font valoir, en faveur de leur opinion, que souvent au début des hydro-phlegmasies le liquide de l'épanchement est limpide, absolument comme celui de la sérosité la plus pure, et que ce n'est que plus tard, et même pas toujours, qu'une certaine quantité de flocons fibrineux, de pus ou de sang se mélange avec lui. Mais comment reconnaître, pendant la vie, si ce mélange s'est effectué, l'époque où il s'est formé? Il faudrait donc classer l'hydro-phlegmasie, à son début, parmi les hydropisies, et, plus tard, la transporter dans une autre classe de maladies. Ils remarquent encore que la plupart des pathologistes qui séparent complétement les hydro-phlegmasies des hydropisies, admettent cependant des suffusions séreuses par irritation secrétoire. Or, qu'est-ce que cette irritation secrétoire, sinon une hydro-phlegmasie légère? Qui est capable, pendant la vie et même après la mort, d'établir les différences marquées entre ces deux états organo-pathologiques? Enfin, dans les hydro-phlegmasies, c'est l'épanchement de sérosité, plus ou moins pure, qui fait la base principale des phénomènes morbides qu'on observe, qui règle la marche de la maladie, en fait le danger, et en commande le traitement.

Cette dernière opinion nous paraissant mieux fondée que la première, nous l'adoptons, c'est ce qui nous fait consacrer un chapitre à l'exposition de la valeur de l'hydropisie dans les maladies appelées *hydro-phlegmasies*.

Ces hydropisies sont aiguës ou chroniques. Lorsqu'un épanchement plus ou moins considérable s'effectue rapidement dans une cavité séreuse, en même temps que de la douleur, et d'autres symptômes accusant une gêne apportée à l'accomplissement des fonctions des organes revêtus par la membrane séreuse, et lorsque cette série d'accidents coïncide avec des phénomènes de réaction générale, tels que fièvre, courbature, malaise, etc., etc., on est en droit de croire à la manifestation d'une hydro-phlegmasie aiguë.

L'épanchement indique assez exactement la marche de la phlegmasie. Au début de la phlogose le plus souvent il n'existe point; ordinairement, il signale le plus haut degré de l'inflammation séreuse; à peine effectué, il change la physionomie de la maladie occasionnelle, les symptômes généraux seuls se modèrent; fréquemment il aggrave le pronostic, c'est ce qui arrive dans le cas d'hydrocéphale aiguë. Un traitement antiphlogistique en rapport avec l'intensité de l'hydropisie et la réaction générale fait souvent disparaître le tout, et les phases de décroissement de l'hydro-phlegmasie sont parfaitement dessinées par la diminution progressive de l'épanchement.

Il est rare que l'hydro-phlegmasie des séreuses éclate simultanément dans plusieurs cavités. Ce n'est guère que dans le cas où il existe un rhumatisme aigu, qu'on voit un épanchement se produire dans plusieurs cavités articulaires, et même dans le péricarde. Les travaux de M. Bouillaud ont fait reconnaître que l'hydro-péricardite aiguë accompagnait très-fréquemment les hydro-artrites rhumatismales aiguës. (*Traité du rhumat.*)

Quelquefois un épanchement des plèvres ou du péritoine est le premier symptôme qui fasse reconnaître un travail phlegmasique, sourd, latent. Il est très-important de diagnostiquer de bonne heure la collection séreuse; une fois constatée elle vous aide à recueillir des renseignements précieux sur le siège, la nature et le danger de la maladie occasionnelle. Avant qu'elle ne fût découverte, vous abandonniez la phlogose chronique méconnue aux seuls efforts de la nature; maintenant elle va vous mettre sur la voie du traitement le plus utile à employer.

Chez des malades atteints depuis quelque temps de pneumonie, de tubercules sous-pleuraux, sous-peritonaux ou encéphaliques, d'un ramollissement ou d'une hémorragie du cerveau, de cancer et de dégénérescences diverses de l'estomac, du foie, de l'utérus, de la vessie, etc., etc., on constate un épanchement dans les cavités pleurale, péritonéale, encéphalique, qui s'est formé très-rapidement, ou au contraire avec beaucoup de lenteur. Que signifie-t-il? On admet généralement que l'hydropisie révèle une irritation transmise à la membrane séreuse par les viscères qu'elle recouvre; c'est une *irritation sécrétoire symptomatique*, ce travail morbide qui a pour effet de provoquer la suffusion séreuse, et que rien ne peut arrêter, tant que l'on n'a pas détruit la cause déterminante, la lésion organique cachée derrière la membrane séreuse. Tantôt le liquide de l'épanchement est formé de sérosité pure, alors on ne trouve que le produit d'un simple accroissement de l'exosmose ou exhalation; tantôt la sérosité est trouble, séro-purulente, etc., cela signifie que l'irritation de la séreuse a été inflammatoire. Mais, pendant la vie, comment reconnaître que dans un cas l'épanchement traduit une simple irritation sécrétoire, et dans l'autre une hydro-phlegmasie ? Est-ce la réaction locale et même générale plus ou moins forte qui accompagne la production de l'hydropisie, qui peut donner la solution de cette difficulté de diagnostic?

Ceci nous conduit à parler de la valeur de l'hydropisie pour découvrir une simple *irritation sécrétoire* des vacuoles du tissu cellulaire, ou des membranes séreuses, admise par un grand nombre de médecins éminents. Et d'abord existe-t-il des collections séreuses, dues positivement à une irritation sécrétoire des parties où on les rencontre, sans qu'on puisse y découvrir d'autres altérations de texture ou de sécrétion que l'épanchement de sérosité pure. Si par irritation sécrétoire on entend une phlegmasie fort légère, ou une phlogose débutante des membranes séreuses et du tissu cellulaire, il est permis de penser qu'effectivement un épanchement de sérosité limpide peut être l'un des signes de cette inflammation, non encore caractérisée par d'autres lésions de texture et de sécrétion. Mais si, par cette expression, on comprend un état morbide d'une grande acuité, tout à fait distinct d'une lésion de texture appréciable, d'une inflammation, alors les difficultés s'accroissent; les faits peuvent seuls les résoudre. Trouve-t-on dans les archives de la science des observations recueillies avec tout le soin et la sévérité qu'exigent l'époque contemporaine, et qui prouvent que, dans les séreuses, les synoviales ou le tissu cellulaire, il s'effectue un épanchement de sérosité limpide, accompagné de réaction locale et générale, semblable à celle suscitée par une phlegmasie, sans que l'autopsie fasse découvrir aucune trace de phlogose? J'en ai cherché et n'en ai point encore trouvé.

A l'avenir il sera très-facile de lever les doutes qui existent sur la réalité de cette espèce d'hydropisie. Car, on sait maintenant, d'après les recherches de MM. Andral et Gavarret, que chaque fois qu'il se produit dans un point de l'économie une phlogose aiguë avec mouvement febrile, on rencontre une augmentation absolue de fibrine, et que cette altération humorale ne s'observe point dans les autres maladies; il faudra donc, en présence d'une hydropisie aiguë fébrile, supposée l'effet d'une simple irritation sécrétoire, interroger l'état du sang, et là on trouvera la solution de la difficulté de diagnostic qui nous arrête.

Par l'expression d'hydropisie active, les auteurs désignent les collections séreuses, soit aiguës, soit chroniques, symptomatiques d'une hydro-phlegmasie ou d'une simple irritation sécrétoire. Ceux qui n'admettent pas d'hydropisie phlegmasique font dépendre la suffusion séreuse de l'irritation sécrétoire.

Doit-on considérer comme de véritables hydro-phlegmasies légères, ou comme des suffusions séreuses produites par irritation sécrétoire, les grandes hydropisies aiguës dites actives, que nous avons indiquées comme les signes d'une maladie aiguë du cœur, des reins, de la peau, etc.? L'analyse chimique du sang ne serait pas suffisante ici pour résoudre le problème de diagnostic; car les maladies qui sont la cause de l'hydropisie, étant des phlegmasies aiguës, par elles-mêmes elles donnent lieu à une augmentation du chiffre de la fibrine du sang. Il n'y aurait que l'examen nécroscopique des membranes séreuses et du tissu cellulaire, qui pourrait donner quelques renseignements utiles.

Les hydropisies partielles qui se terminent par des phénomènes critiques sont-elles un signe d'une phlegmasie, d'une hydro-phlegmasie, ou d'une collection séreuse par irritation sécrétoire?

Un invalide de 79 ans, affecté d'une ascite considérable, et qu'on regardait déjà comme mort, rend tout à coup, après une potion légèrement émétisée, des flots de liquide par vomissements et par des selles diarrhéiques. Son lit, sa paillasse en furent inondés. Les évacuations continuèrent pendant plusieurs jours, et malgré son grand âge, il sortit de l'hôpital entièrement guéri *(Recueil d'obs. de méd. des hôp. mil.)*.

On lit dans le journal de Vandermonde une observation curieuse d'ascite, guérie à la suite de vomissements et d'une diarrhée très-considérable, dans l'espace de 36 à 40 heures. La malade rendit plus de 18 pintes d'un liquide limpide à peine coloré Dès qu'elle fut parfaitement revenue de cet état, on s'assura que ces évacuations avaient emporté toutes les eaux épanchées et extravasées. Le seul dérangement que la malade éprouva fut un retard de quelques jours dans la menstruation; les règles furent aussi moins abondantes. Cette crise fut précédée de douleurs et de coliques extrêmes.

On lit encore, dans l'ancien *Journal de Médecine*, le cas d'une femme chez laquelle les eaux de l'ascite furent évacuées en 24 heures. Elle guérit, et vécut encore pendant trois ans, sans maladies ni incommodités Ici les vomissements furent provoqués par l'étranglement d'une hernie.

Morelli a observé un malade atteint d'ascite, qui guérit, à la suite de selles tout à fait aqueuses, qui durèrent 24 heures. Une autre femme, affectée d'une ascite, qu'on regardait comme incurable, fut saisie d'une toux fatigante, suivie d'une abondante expectoration et d'évacuations alvines, qui ne furent provoquées par aucun médicament, et amenèrent une guérison complète.

Dumas, de Montpellier, nous a transmis l'observation d'une jeune fille qui, ayant eu pendant son sommeil des selles excessives, fut guérie à son réveil d'une ascite dont elle était affectée depuis trois ans.

Mondière a observé une femme ascitique, qui fut réveillée tout à coup pendant la nuit par un besoin pressant d'uriner, et rendit une grande quantité de liquide; ce flux continua ainsi pendant trois jours et trois nuits, mais plus abondant la nuit; la malade évacua à peu près 30 pintes; l'ascite disparut. Le même observateur a vu un autre malade, dont l'ascite disparut en 10 jours sans traitement, le malade rendit 6 à 8 pintes de liquide en 24 heures.

M. Andral rapporte dans la *Clinique médicale* l'observation d'un homme de 64 ans, qui, à la suite d'une légère péritonite, fut affecté d'une anasarque légère et d'une ascite considérable; pendant deux mois il fut vainement traité; puis tout à coup les urines devinrent abondantes; en même temps l'hydropisie diminua rapidement; l'urine continua de couler ainsi depuis le 15 jusqu'au 29; dès ce jour l'abdomen non plus que les membres, ne présentaient plus aucune trace d'épanchements séreux; le malade sortit bien portant le 31.

En huit jours, dit M. Barzun, des sueurs abondantes débarrassèrent complétement un tailleur de Montpellier d'un hydrothorax très-considérable.

M. Andral a vu un malade chez lequel une hydro-péritonie notable disparut après un flux sudoral, qui persista pendant 15 jours. On remarqua que pendant l'existence des sueurs critiques les urines devinrent plus claires.

Quelles maladies nous font soupçonner ces hydropisies partielles, dont la terminaison critique a été si heureuse? une phlegmasie, une irritation sécrétoire, etc.

Quelle est également la valeur séméiologique des hydropisies partielles, telles que l'ascite, qui disparaissent brusquement, et sont remplacées par un œdème du cerveau? (Dance.) Quelle maladie révélait ces deux hydropisies?

Si, chez un malade, doué d'une robuste et sanguine constitution ou atteint de pléthore, une hydropisie par obstacle chronique partiel au cours de la circulation veineuse se manifeste, la suffusion séreuse pourra emprunter un certain degré d'acuité à cette facilité avec laquelle l'organisme est disposé à réagir énergiquement, c'est ce qui pourrait faire croire à l'existence d'une hydropisie par irritation sécrétoire.

L'œdème aigu et sub-aigu est fréquemment un symptôme qui fait remonter au siége et à la nature des maladies. Ainsi parfois une infiltration séreuse qui se développe dans le voisinage de quelques abcès profonds en est presque le seul signe. L'œdème douloureux d'une moitié de la face a conduit des praticiens à chercher et à reconnaître un abcès formé sur le bord alvéolaire de l'une des mâchoires, et dû le plus souvent à une dent altérée.

L'infiltration œdémateuse est l'un des symptômes caractéristiques de certaines formes d'érésipèle, de phlegmon, etc. Lorsque l'œdème est considérable, cela prouve souvent que la phlogose siége dans des parties dont le tissu cellulaire lâche se laisse aisément distendre.

Un engorgement œdémateux du tissu cellulaire précède l'éruption de beaucoup de maladies cutanées, il en est par conséquent un signe précurseur.

Si, pendant le cours d'une hydropisie générale aiguë ou chronique, on observe qu'un malade est pris brusquement de dyspnée, d'accès de suffocation, remarquables surtout par une grande difficulté de l'inspiration, et une facilité assez grande de l'expiration, on doit craindre qu'un œdème de la glotte ne soit formé. L'infiltration du tissu cellulaire sous-muqueux du larynx joue ici un grand rôle dans la symptomatologie de cette forme de laryngite.

On a considéré l'œdème aigu comme le signe critique de certaines maladies, des accès de goutte, etc.

L'hydrocèle, signe de la phlogose de la tunique vaginale, rentrant surtout dans le domaine de la chirurgie, nous ne nous en occuperons pas d'une manière spéciale.

Telle est la valeur de l'hydropisie dans les maladies.

DEUXIÈME PARTIE.

Des indications thérapeutiques auxquelles donne lieu l'hydropisie.

Lorsque la valeur de l'hydropisie dans les maladies n'était point convenablement appréciée, lorsque ce phénomène morbide ne suffisait pas au praticien, pour remonter à la découverte du siége et de la nature de sa cause provocatrice, le traitement de ce symptôme était bien simple. Une seule indication thérapeutique se présentait à remplir, évacuer le liquide épanché, indication à laquelle on s'efforçait de répondre par l'emploi des mêmes médicaments, des *hydrogogues*.

Aujourd'hui il n'en peut être ainsi; en effet, puisque nous avons vu que l'hydropisie est toujours le symptôme significatif de quelque modification survenue dans les organes, ou les fluides, il en résulte tout naturellement que la première indication à laquelle donne lieu la collection séreuse, c'est de combattre la cause, qui l'a engendrée et qui la perpétue. Car quel résultat durable pourrait-on obtenir alors-même qu'à l'aide d'un traitement efficace on pourrait attaquer et faire disparaître de prime abord l'hydropisie, puisque derrière elle se trouve une maladie, qui la renouvelle et l'entretient. Ensuite, il arrive dans certains cas que le traitement dirigé contre la maladie occasionnelle, en même temps qu'il anéantit cette dernière, dissipe son effet, l'hydropisie : *sublatâ causâ tollitur effectus.*

La première indication à laquelle donne lieu l'hydropisie c'est donc de combattre la lésion qui l'a produite.

Il ne suffit pas de signaler la première indication thérapeutique à laquelle donne lieu l'hydropisie ; il est encore nécessaire de dire d'une manière générale les moyens à l'aide desquels on peut la remplir. Ces moyens thérapeutiques ont leur source dans la valeur même de l'hydropisie. Car aussitôt qu'on aura pu, à l'aide de ce symptôme, et des autres qui marchent conjointement avec lui, reconnaître le siége et la nature de la première maladie, dès lors on saura les médications qu'il faut employer pour en triompher. Ainsi, dans le cas où l'hydropisie révèle une phlogose légère (hydro-phlegmasie, irritation sécrétoire des auteurs) des membranes séreuses et du tissu cellulaire, la voie la plus sûre pour guérir la collection séreuse est d'attaquer cette phelgmasie et ses phénomènes de réaction générale par les saignées, les vésicants, les purgatifs. Mais si l'hydropisie tient à une maladie du cœur, à une altération du sang, ou à un obstacle à la circulation veineuse, on n'obtiendra pas, à l'aide de ces médications, un résultat aussi avantageux. Cependant, après avoir recherché à quel degré sont parvenues ces affections et avoir reconnu s'il est encore possible de les arrêter dans leur marche, on devra instituer un traitement énergique, qui s'adressera en même temps à l'état local et à l'état général; car il faut faire de grands efforts pour s'opposer à l'aggravation de ces redoutables affections. Dans le cas où l'hydropisie et les symptômes concomitants, soit locaux, soit généraux, réfléchissent une certaine acuité, il faut encore recourir aux moyens débilitants, parmi lesquels la médication antiphlogistique tient le premier rang; ainsi on pratiquera des saignées générales, on appliquera des sangsues, des ventouses scarifiées aux lombes dans le cas de maladie de Bright aiguë; ainsi, dans le cas où la gêne de la circulation dépend d'une phlébite, on recouvrira la partie malade de sangsues, de cataplasmes émollients, de fomentations de même nature. Mais on comprend aisément que les médications à employer dans tous ces cas sont extrêmement variables ; ce serait sortir des généralités de la question que d'entrer dans de plus longs détails.

Dans les cas malheureusement trop communs, où l'art ne peut enlever la maladie primitive on doit alors s'occuper de combattre uniquement les désordres qu'elle a provoqués, au nombre desquels se présente en premier lieu l'hydropisie ; c'est ce qui nous amène à la seconde indication thérapeutique de ce symptôme.

La seconde indication thérapeutique à laquelle donne lieu l'hydropisie, consiste à procurer par une voie ou par une autre l'écoulement des liquides accumulés. Dans quelques cas rares, les causes de l'hydropisie ne pouvant être reconnues dans l'état actuel de la science, on s'occupe uniquement de faire disparaître la sérosité épanchée : cette indication est alors la seule qu'on trouve à remplir. D'autres fois, comme nous venons de le rappeler, la cause de l'hydropisie résistant à tout traitement, on doit faire tous ses efforts pour s'opposer à l'augmentation trop rapide de la suffusion séreuse.

L'expression de médicaments *hydragogues* est consacrée pour dénommer les remèdes qui ont pour effet de diminuer ou de tarir les collections de sérosité. On a fait figurer parmi les hydragogues une foule d'agents thérapeutiques, souvent différents par leur manière d'agir, mais qui tous concourent, ou devraient concourir au même but, savoir l'évacuation du liquide épanché.

Les médicaments, qui amènent un pareil résultat, sont les purgatifs drastiques, qui agissent en produisant de copieuses évacuations alvines ; les diurétiques qui, en activant la sécrétion urinaire, donnent lieu à des flux d'urine plus ou moins abondants, et les sudorifiques qui excitent la sécrétion sudorale.

Les hydragogues ont pour but de faire cesser la sécrétion trop abondante de sérosité dans son siége primitif, en reportant sur d'autres organes une grande quantité de liquide, et en y excitant une activité de sécrétion plus considérable et supplémentaire.

Mais ces médicaments ne remplissent pas toujours très-exactement les indications thérapeutiques pour lesquelles ils sont destinés. Sous ce rapport, il y a d'assez grandes différences entre les hydragogues.

Les drastiques sont peut-être de tous les hydragogues ceux dont l'action est le plus propre à améliorer l'état des hydropiques. La scammonée, l'aloès, la gomme gutte, la coloquinte, le calomel, l'huile de croton sont les substances purgatives qu'emploient, de préférence, les praticiens expérimentés. M. Fouquier obtient souvent de bons effets de l'administration de la gomme gutte, de la coloquinte, et de la scammonée, c'est un résultat que j'ai eu l'occasion de constater dans son service de l'hôpital de la Charité.

Ces remèdes, hâtons-nous de le dire, ne doivent être donnés qu'avec prudence et à des malades dont l'intestin est en bon état, et qui ne sont pas très-affaiblis. Administrés dans des conditions opposées, ces médicaments aggraveraient au lieu d'améliorer l'état du malade, ils ajouteraient à l'affection intestinale, et ils augmenteraient l'état de faiblesse, car ils opèrent une vive excitation de la muqueuse intestinale, et ils font perdre au sang une notable partie de son sérum.

Il est nécessaire d'administrer avec une extrême hardiesse les drastiques et de provoquer de nombreuses évacuations alvines pendant plusieurs semaines; car ce n'est pas de suite qu'on obtient habituellement une amélioration notable. Mais si dès ce moment l'hydropisie ne diminue pas, ou si, avant cette époque, l'état général du malade s'aggrave, il faut cesser l'emploi de ce moyen; en effet il serait préjudiciable pour l'hydropique d'imiter la témérité et l'ignorance de certains charlatans qui poussent l'audace jusqu'à compromettre, par la violence des remèdes employés d'une manière continue, la vie des malades qui se confient à leurs soins.

L'oseille, préconisée par Cullen, le nitrate de potasse, la térébenthine, la pariétaire, l'uva ursi fréquemment employé par M. Fouquier, les baies de genièvre, sont, parmi les diurétiques, les substances les plus employées pour combattre l'épanchement de sérosité. J'ai vu administrer avec succès, à l'hôpital de la Charité, par M. Rayer, la racine de raifort sauvage en décoction contre l'hydropisie rénale; moi-même je l'ai employée dans plusieurs cas de ces hydropisies, et j'ai eu à m'en louer.

En général, on considère les diurétiques comme ayant une influence thérapeutique moins certaine que les purgatifs sur les épanchements de sérosité.

Les sudorifiques ont été conseillés surtout contre l'hydropisie survenue à la suite d'un refroidissement, d'une diminution de l'exhalation pulmonaire, de la scarlatine, de la maladie de Bright.

Lorsque tous ces médicaments ne sont point parvenus à dissiper l'hydropisie, ce qui arrive trop souvent, si l'épanchement a son siége dans les cavités péritonéale ou pleurale, et si par son abondance il gêne considérablement les fonctions des organes, et s'il menace de déterminer l'asphyxie, alors il faut lui donner une issue au moyen d'une opération chirurgicale. Mais pour que la paracentèse offre quelques chances de succès, il est nécessaire qu'elle ne soit tentée que dans le cas où l'on est parvenu à faire disparaître la maladie qui a provoqué l'épanchement : ces conditions favorables étant fort rares, on ne doit pas être étonné de la fréquence des récidives de l'épanchement après l'opération.

La compression du ventre, des membres et du tronc, atteints d'hydropisie, a dans plus d'un cas contribué à faire résorber le liquide épanché. Mais, pour que cette application réusisse, il faut également que derrière la sérosité il n'y ait pas une lésion cachée, entretenant sans cesse ou reproduisant toujours la suffusion séreuse. Il est également important de surveiller les effets de la compression; car, dans certains cas, au lieu de produire de l'amélioration, elle peut aggraver le mal en faisant naître des complications graves, congestions, hémorragie, phlegmasie, gangrène, etc.

M. Piorry, qui soumet les hydropiques à la privation absolue de boissons aqueuses dans le but de solliciter la résorption des liquides épanchés, a retiré de bons effets de cette prescription.

Très-rarement les efforts de la nature médicatrice suffisent à eux seuls pour évacuer la matière de l'épanchement. Dans quelques cas cependant, et nous en avons cité des exemples dans le cours de ce travail, une hydropisie se dissipe brusquement, en même temps que des selles très-abondantes, des flux urineux et des sueurs copieuses se déclarent. Loin de chercher à contrarier cette solution critique de l'hydropisie il faut prendre tous les moyens pour la favoriser, c'est-à-dire pour donner une activité insolite à touts les émonctoires de l'économie, propre à favoriser la résorption du liquide épanché. Si chaque individu avait, comme le soutient Mondiere, un organe sécréteur plus actif que les autres organes, ce serait cet organe que le médecin devrait s'attacher à découvrir chez chaque hydropique pour en solliciter l'action.

L'hydropisie métastatique ne donne pas lieu à des indications thérapeutiques bien précises. Quelquefois elle est un bienfait de la nature ; mais le plus souvent elle ajoute au danger. Dans ce cas, que faire pour l'atténuer ? Rappeler l'hydropisie dans son siége primitif, et combattre celle nouvellement survenue à l'aide des moyens déjà mentionnés. Mais on se trouve très-souvent dans l'impossibilité de remplir ces deux indications.

Enfin l'hydropisie donne lieu à une troisième indication thérapeutique. Il ne suffit pas d'avoir combattu la cause de l'hydropisie, d'avoir évacué le liquide épanché, il est nécessaire encore de s'occuper en dernier ressort des différents désordres qu'a amenés à sa suite la suffusion séreuse. Ainsi, l'alanguissement de la plupart des fonctions, l'amaigrissement, la pâleur générale, la diminution des forces, seront combattus à l'aide de la médication corroborante. Les préparations de quinquina, les ferrugineux, aidés d'une nourriture substantielle et facilement assimilable, d'un exercice modéré et de tous les autres moyens que fournit l'hygiène, viendront remplir cette troisième indication thérapeutique à laquelle donne lieu l'hydropisie.

CONCLUSIONS.

1° L'hydropisie a une valeur séméiologique réelle dans les maladies.

2° Tantôt seule, tantôt associée à d'autres symptômes, elle nous donne de précieux renseignements sur le siége, la nature, la marche, la durée, le degré, l'issue probable et le danger des maladies qui l'ont engendré.

3° Dans le plus grand nombre de cas, elle permet au clinicien exercé, de remonter par elle, plutôt à la connaissance du siége qu'à celle de la nature des maladies ; la nature de ces dernières est surtout éclairée par les autres symptômes concomitants.

4° Pour conserver à l'hydropisie toute sa valeur, il ne faut pas lui demander plus qu'elle ne peut fournir; mais, à qui sait l'interroger avec sagacité, elle accorde beaucoup.

5° L'apparition de l'hydropisie est toujours le signe d'une maladie appréciable ou non des solides ou des fluides de l'économie; chaque fois qu'elle se déclare, elle a donc une grande importance en séméiologie.

6° L'hydropisie donne lieu à trois indications thérapeutiques principales. Il faut d'abord combattre la maladie qui l'a produite, puis procurer par une voie convenable l'écoulement des liquides accumulés, et enfin s'occuper des désordres qu'elle amène à sa suite.

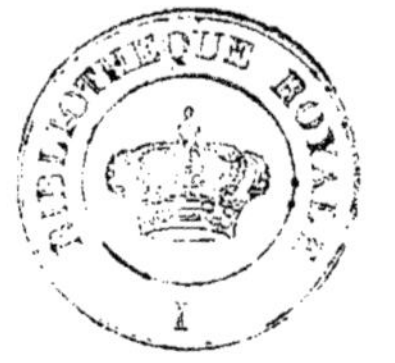

www.ingramcontent.com/pod-product-compliance
Ingram Content Group UK Ltd.
Pitfield, Milton Keynes, MK11 3LW, UK
UKHW022144190726
13855UKWH00003B/1328

9 782013 050166